NOTICE

SUR LES TRAVAUX

DE M. L. R. LE CANU.

Paris.— Typ. de Mme Ve Dondey-Dupré, rue Saint-Louis, 46, au Marais.

NOTICE

SUR LES TRAVAUX

DE M. L. R. LE CANU,

DOCTEUR EN MÉDECINE,

PROFESSEUR TITULAIRE A L'ÉCOLE SUPÉRIEURE DE PHARMACIE DE PARIS,
MEMBRE DE L'ACADÉMIE NATIONALE DE MÉDECINE,
DU CONSEIL D'HYGIÈNE ET DE SALUBRITÉ DU DÉPARTEMENT DE LA SEINE,
DE LA SOCIÉTÉ PHILOMATIQUE, ETC., ETC.;
ANCIEN PRÉPARATEUR DU COURS DE CHIMIE DE M. THÉNARD, AU COLLÉGE DE FRANCE,
CHEVALIER DE LA LÉGION D'HONNEUR.

A L'APPUI

DE SA CANDIDATURE A LA CHAIRE DE PHARMACIE ET DE CHIMIE ORGANIQUE

VACANTE

A LA FACULTÉ DE MÉDECINE DE PARIS

PAR LA DÉMISSION DE M. DUMAS.

JUIN 1852.

PARIS

TYPOGRAPHIE DE Mme Ve DONDEY-DUPRÉ,
RUE SAINT-LOUIS, 46.

1852

MÉMOIRES ORIGINAUX.

Nota. — J'ai pris soin de marquer d'un astérisque les Mémoires de chimie médicale.

1° Mémoire sur l'existence de l'acide succinique dans les térébenthines.

(*Journal de Pharmacie*, tome 8, page 540),
en commun avec M. Serbat.

2° Mémoire sur l'acide formique et les formiates.

(*Journal de Pharmacie*, tome 8, page 551.)

3° Examen comparatif des acides succinique et benzoïque.

(*Journal de Pharmacie*, tome 9, page 89),
en commun avec M. Serbat.

4° Nouveau procédé pour obtenir l'oxide d'urane.

(Journal de Pharmacie, tome 9, page 141),
en commun avec M. Serbat.

5° Analyse de la mine de zinc sulfuré, prétendue cadmifère, de Chéronie.

(Journal de Pharmacie, tome 9, page 457.)

6° Mémoire sur les combinaisons oxigénées de l'urane.

(Journal de Pharmacie, tome 11, page 279.)

7° Analyse de l'hermodacte.

(Journal de Pharmacie, tome 11, page 350.)

8° Premier Mémoire sur la distillation des corps gras.

(Annales de Chimie et de Physique, tome 30, page 1.)

9° Second Mémoire sur la distillation des corps gras.

(Annales de Chimie et de Physique, tome 34, page 57.)

10° Troisième Mémoire sur la distillation des corps gras.

(Journal de Pharmacie, tome 13, page 57.)

Ces trois derniers Mémoires, qui me sont communs avec M. Bussy, ont été présentés à l'Académie des Sciences, et leurs rapporteurs, MM. Vauquelin, Thénard, Chevreul, ont conclu à leur insertion dans le Recueil des Savants étrangers.

Ils ont été le point de départ de la fabrication des bougies stéariques par distillation.

11° De la présence du sulfate de sesqui-oxide de fer dans le résidu de la concentration de l'acide sulfurique.

(*Annales de Chimie et de Physique*, tome 30, page 20), en commun avec M. Bussy.

12° De l'existence des acides oléique et margarique tout formés, dans la coque du Levant.

(*Journal de Pharmacie*, tome 12, page 55), en commun avec M. le professeur Casaseca.

13° De la non-existence du nouveau carbonate de potasse annoncé par M. le professeur Peretti.

(*Journal de Pharmacie*, tome 12, page 337), en commun avec M. Planche.

14° De la formation des acides oléique et margarique, dans le traitement des graisses par l'acide azotique.

(*Journal de Pharmacie*, tome 12, page 605), en commun avec M. Bussy.

15° Examen de la substance cristalline des bains de San Germano, près de Naples.

(*Journal de Pharmacie*, tome 13, page 419), en commun avec M. Blachet.

✱ 16° Analyse d'une concrétion salivaire d'homme.

(*Journal de Pharmacie*, tome 13, page 626.)

✱ 17° De l'existence de la cholestérine dans le jaune d'œuf.

(*Journal de Pharmacie*, tome 15, page 1.)

18° Examen des cristaux de l'huile de cannelle.

(Journal de Pharmacie, tome 15, page 157.)

✶ 19° De la proportion d'urée contenue dans l'urine.

(Journal de Pharmacie, tome 17, page 649.)

20° Examen de la matière résineuse des momies égyptiennes.

(Bulletin des Sciences, de M. Ferussac.)

21° Examen des nitrates de soude naturels du commerce.

(Journal de Pharmacie, tome 18, page 102.)

✶ 22° De la matière colorante du sang.

(Annales de Chimie et de Physique, tome 45, page 1.)

Dans ce Mémoire, lu à l'Institut, je démontre : 1° que sous le nom de matière colorante, Engelhart, Brande, Vauquelin, Berzélius, n'ont étudié que des mélanges de matière colorante et d'albumine en énorme proportion ; 2° que le fer est inhérent à la matière colorante du sang et s'y trouve en proportion d'autant plus grande qu'elle est obtenue plus pure.

MM. Gay-Lussac et Serullas terminaient ainsi leur rapport :

« Les faits qui précèdent, présentés avec clarté, et qui ont exigé beaucoup d'expériences pour les établir, font du Mémoire de M. Lecanu, un travail qui mérite l'approbation de l'Académie. »

✳ **23°** Nouvelles recherches sur le sang.

(*Journal de Pharmacie*, tome 17, page 285.)

Les principaux résultats de ce travail, auquel l'Académie de Médecine, sur le rapport de M. Orfila, a décerné une médaille d'or de 500 francs, ont été ceux-ci :

1° La proportion de l'eau est plus faible dans le sang de l'homme, que dans celui de la femme; dans le sang des individus sanguins, que dans celui des individus lymphatiques de même sexe;

2° La proportion de l'albumine est sensiblement la même dans le sang de l'homme et dans celui de la femme; dans le sang des individus sanguins et dans celui des individus lymphatiques de même sexe;

3° La proportion des globules est plus forte dans le sang de l'homme que dans celui de la femme; dans le sang des individus sanguins, que dans celui des individus lymphatiques de même sexe.

✳ **24°** Analyse du sang des cholériques.

(*Journal de Pharmacie*, tome 19, page 21.)

Ce sang contient deux fois autant de matières fixes que le sang d'individus en santé, ce qui rend parfaitement raison de son état gélatinoïde; en outre, et conformément à l'opinion de M. Rayer, mais contrairement à celle de M. Hermann de Moscow, il n'est pas acide.

✳ **25°** Analyse d'un sang laiteux.

(*Journal de Pharmacie*, tome 21, page 284.)

Il devait sa lactescence à la présence d'une énorme proportion de matière grasse en suspension.

✶ 26° Analyse de la racine d'iris fœtidissima, employée contre l'hydropisie, par M. le professeur Récamier.

(*Journal de Pharmacie*, tome 20, page 320.)

27° De la composition chimique des corps gras.

(*Journal de Pharmacie*, tome 20, page 325.)

Ce Mémoire, lu à l'Académie des Sciences, a été inséré dans le *Recueil des Savants étrangers* sur le rapport de MM. Dumas et Chevreul.

✶ 28° Examen d'une matière noire, extraite du poumon d'un fondeur en cuivre (mars 1838). Cette matière était du charbon.

✶ 29° Etudes chimiques sur le sang humain, thèse soutenue à la Faculté de Médecine de Paris (novembre 1837).

Ce travail m'a mérité un des prix Monthyon de l'Académie des Sciences (médaille de 1,500 fr.).

En voici la conséquence générale :

« Dans la pléthore et les maladies inflammatoires, la proportion des globules est plus forte, et la proportion d'eau plus faible qu'à l'état de santé ;

» Contrairement, dans l'anémie et les maladies adynamiques, la proportion des globules est plus faible, la proportion d'eau plus forte qu'à l'état de santé ;

De là l'explication des avantages que présentent :

Dans le premier cas, les saignées, les applications de sangsues ; la diète des aliments solides ; l'emploi des ali-

ments peu azotés, des boissons délayantes, rafraîchis-
santes, etc., etc.

» Dans le second, un traitement diamétralement op-
posé, en un mot, capable de favoriser les fonctions des
organes respiratoires et digestifs. »

✗ 30° De l'existence de l'urée dans le liquide des reins,
contrairement à l'opinion émise par M. Berzélius, dans
son *Traité de Chimie*.

(*Journal de Pharmacie*, tome 24, page 352.)

✗ 31° Analyses des calculs vésicaux de sa collec-
tion.

(*Journal de Pharmacie*, tome 24, page 460),
en commun avec M. le docteur Ségalas.

32° Nouvelles recherches sur l'urine.

(*Journal de Pharmacie*, tome 25, page 681.)

Ce Mémoire a obtenu la mention honorable au con-
cours de physiologie de l'Académie des Sciences, en
1841.

Ses résultats principaux étaient ceux-ci :

L'urée est sécrétée en quantités égales, pendant des
temps égaux, par un même individu ;

Il en est de même de l'acide urique.

L'urée et l'acide urique, au contraire, sont sécrétés en
quantités variables, pendant des temps égaux, par des
individus différents.

Les quantités variables d'urée que des individus différents sécrètent, pendant des temps égaux, sont en rap-

port avec le sexe et l'âge de ces individus ; plus fortes chez les hommes dans la force de l'âge que chez les femmes, les vieillards et les enfants.

Les phosphates terreux, les chlorures, sulfates et phosphates alcalins, sont sécrétés en quantités variables, par des individus différents, et sans aucun rapport avec leur sexe ou leur âge.

✶ 33° De l'état sous lequel l'urée existe dans l'urine.

(*Annales de Chimie et de Physique*, tome 74, page 90.)

Contrairement aux opinions émises par MM. Persoz, Morin, Ossian Henry et Cap, elle y existe en nature et à l'état de liberté.

✶ 34° De la composition du lait.

(*Journal de Pharmacie*, tome 25, page 201.)

✶ 35° Nouveau moyen de constater la présence du sang dans l'urine et sur les étoffes.

(*Journal de Pharmacie*, tome 26, page 205.)

36° Des moyens de constater la falsification des farines.

(*Journal de Pharmacie*, année 1849, page 241.)

Ce travail a obtenu un des prix de la Société d'encouragement, en juin 1850.

37° De l'examen chimique des excréments de chauve-souris, par comparaison avec le guano.

(*Journal de Pharmacie*, année 1852, page 276.)

✷ 38° Nouvelles Etudes chimiques sur le sang.

Ce Mémoire, que la température élevée de ce moment de l'année ne m'a pas permis de terminer, mais dont les résultats intéresseront, je l'espère, les médecins et les physiologistes, a été déposé, sous cachet, sur le bureau de l'Académie, dans la séance du mardi 24 mai 1852.

PUBLICATIONS DIVERSES.

De nombreux rapports sur des établissements publics et particuliers, au point de vue de l'hygiène; sur des Mémoires soumis au jugement de l'Académie de Médecine et de la Société de Pharmacie; sur diverses questions de médecine légale ou d'expertises judiciaires, insérées dans les *Annales d'Hygiène*, le *Bulletin de l'Académie*, les journaux de pharmacie.

COURS COMPLET DE PHARMACIE GÉNÉRALE.

2 volumes. — Tome 1er Pharmacie galénique.
— 2 — chimique.

Qu'il me soit permis, pour donner l'idée de l'esprit dans lequel ce livre a été rédigé, de reproduire le pas-

sage suivant du compte-rendu de mon savant collègue,
M. le professeur Bussy, dans le journal de Pharmacie.

On approuvera certainement l'auteur d'en avoir gardé
le souvenir, et l'on pardonnera, je l'espère, au candidat,
de s'en faire un titre auprès de ses juges.

« Il faut avoir essayé de faire pénétrer dans l'ensei-
gnement de la pharmacie, les données rigoureuses de la
science, pour savoir tout ce qu'on rencontre de difficultés,
lorsqu'on descend dans les détails des phénomènes et
qu'on cherche à les rattacher aux théories générales.
C'est dans cette voie difficile, que M. Lecanu s'est engagé
hardiment.

» Il eût pu sans doute, et mieux que beaucoup d'autres
peut-être, se donner le facile mérite de critiquer les
pharmacopées existantes, de proposer des modifications
plus ou moins utiles à tel ou tel procédé ; simplifier, à
tort ou à raison, des recettes connues et attacher son
nom à de nouvelles formules. Il a dédaigné ce moyen de
succès ; il a compris qu'il fallait sortir du cercle étroit et
vicieux des modifications perpétuelles et sans portée.

» C'est incontestablement le premier pas pour l'intro-
duction, dans la thérapeutique, de l'esprit des méthodes
rigoureuses d'expérimentation, auxquelles la chimie doit
les immenses progrès qu'elle a faits depuis un demi-
siècle.

» Et s'il est vrai, comme en n'en saurait douter, que la
pharmacie ait été le berceau de la chimie ; que de ses la-
boratoires soient sortis la plupart des hommes distingués

qui ont contribué à ses perfectionnements; la science, par un juste retour, acquitte aujourd'hui sa dette envers elle, en l'éclairant de sa lumière, en réfléchissant sur elle l'éclat dont elle brille, et en ouvrant une carrière nouvelle à ses recherches. »

Paris. — Imprimerie de Mme Ve DONDEY-DUPRÉ, rue Saint-Louis, 46, au Marais.